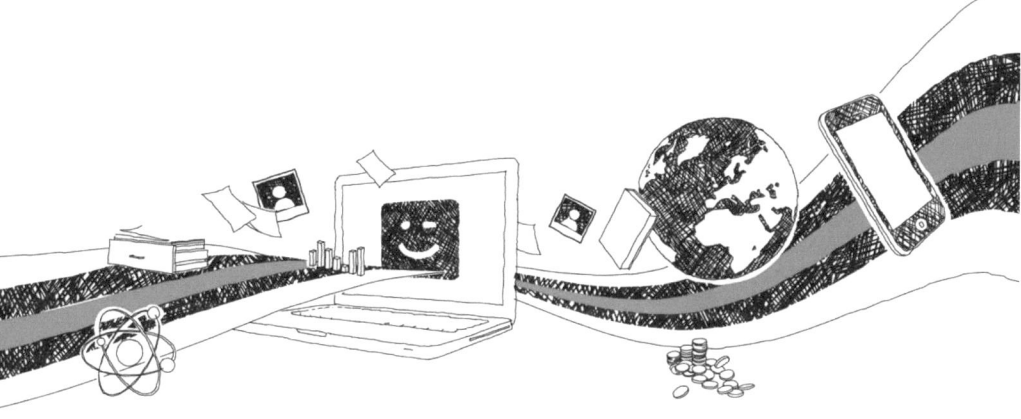
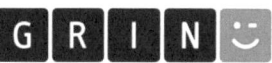

Gesundheitsmanagement im Sport. Entwicklung eines Gesundheitssportkonzeptes anhand einer Bedarfsanalyse sowie Studien zur Wirksamkeit von sportlicher Aktivität

Nathalie Wittmann

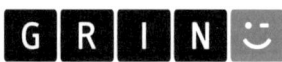

Bibliografische Information der Deutschen Nationalbibliothek:

Die Deutsche Nationalbibliothek verzeichnet diese Publikation in der Deutschen Nationalbibliografie; detaillierte bibliografische Daten sind im Internet über http://dnb.d-nb.de abrufbar.

ISBN: 9783346451323
Dieses Buch ist auch als E-Book erhältlich.

Druck und Bindung: Books on Demand GmbH, Norderstedt Germany
Gedruckt auf säurefreiem Papier aus verantwortungsvollen Quellen

Das vorliegende Werk wurde sorgfältig erarbeitet. Dennoch übernehmen Autoren und Verlag für die Richtigkeit von Angaben, Hinweisen, Links und Ratschlägen sowie eventuelle Druckfehler keine Haftung.

Das Buch bei GRIN: https://www.grin.com/document/1030529

Deutsche Hochschule für
Prävention und Gesundheitsmanagement

Einsendeaufgabe

Fachmodul: Gesundheitsmanagement im Sport

Studiengang: Sportökonomie

Datum
Präsenzphase: 03.02.– 06.02.2020

Name, Vorname: Wittmann, Nathalie

Studienort: **Stuttgart**

Semester: **BSÖ WS 2017**

Inhaltsverzeichnis

1   Bedarfsanalyse

Im Folgenden liegt der Schwerpunkt auf der Entwicklung eines Konzeptes zur Reduzierung von Bewegungsmangel, sowie der Prävention von Übergewicht und Adipositas bei Kindern und Jugendlichen durch gesundheitssportliche Aktivität. Zu der Entwicklung des Konzeptes wird der Public-Health-Action-Cycle verwendet. Dieser ist unterteilt in die Situationsanalyse, die Interventionsplanung, die Umsetzung und Steuerung sowie die Evaluation.

1.1   Bewegungsempfehlungen und Bewegungsverhalten

Zunächst werden die aktuellen Bewegungsempfehlungen von Kindern und Jugendlichen erörtert, daraufhin wird das tatsächliche Bewegungsverhalten von Kindern und Jugendlichen analysiert und zusammengefasst.

Der Begriff „körperliche Aktivität" wird zunächst definiert und von dem Begriff der „sportlichen Aktivität" abgegrenzt, um die nachfolgenden Bewegungsempfehlungen verständlich darzulegen.

Unter einer „körperlichen Aktivität" versteht man eine „durch die Skelettmuskulatur erzeugte Bewegung von Körper und Gliedmaßen, die zu einem Anstieg des Energieverbrauchs über den Ruheenergieverbrauch hinaus führt" (Pfeifer et al., 2016). Sportliche Aktivität ist hingegen eine „über einen längeren Zeitraum wiederholt durchgeführte Aktivität, die auf morphologische, metabolische und funktionelle Anpassungserscheinungen im Sinne einer Verbesserung der körperlichen Leistungsfähigkeit und Gesundheit abzielt" (Bouchard, Blair & Haskell, 2012; Hollmann & Strüder, 2009)

Die Bewegungsempfehlungen für Kinder und Jugendliche werden in drei verschiedene Altersgruppen kategorisiert. Die erste Altersgruppe sind Kindergartenkinder im Alter zwischen vier und sechs Jahren, deren Bewegungszeit 180 Minuten pro Tag oder mehr betragen soll. Hierbei kann die Bewegung angeleitet oder nicht angeleitet sein. (Pfeifer et al., 2016)

Für Kinder zwischen sechs und elf Jahren sowie für Jugendliche zwischen zwölf und achtzehn beträgt die tägliche Bewegungszeit mindestens 90 Minuten pro Tag, welche in einer mittleren- bis hohen Intensität durchgeführt werden sollen. Davon können 60 Minuten Alltagsaktivitäten sein. (Pfeifer et al., 2016)

Hierbei wird eine mittlere intensive körperliche Aktivität als „Bewegung, die als etwas anstrengend empfunden wird, bei der man noch reden, aber nicht mehr singen kann" (Pfeifer et al., 2016) beschrieben. Unter einer höher intensiven körperlichen Aktivität versteht man eine „Bewegung, die als anstrengend empfunden wird, bei der nicht mehr durchgängig geredet werden kann" (Pfeifer et al., 2016) definiert

Nach Empfehlungen der Weltgesundheitsorganisation sollen sich alle drei Altersgruppen mindestens 60 Minuten am Tag mit einer moderaten bis intensiven Aktivität bewegen (World Health Organization, 2010)

Des Weiteren wird empfohlen, die sitzenden Tätigkeiten am Tag sowie die Nutzung von Bildschirmzeiten auf ein Minimum zu reduzieren (Pfeifer et al., 2016).

Das tatsächliche Bewegungsverhalten von Kindern und Jugendlichen wird im Folgenden auf der Datenlage der KiGGS Studie analysiert und bewertet.

Die Ergebnisse der Studie zeigen auf, dass 70,9 Prozent der Mädchen und 75,1 Prozent der Jungen im Alter von drei bis 17 Jahren angeben, eine sportliche Aktivität zu betreiben. Hierbei sind zwischen Jungen und Mädchen deutliche Unterschiede in der Dauer der sportlichen Aktivität zu erkennen. Bei 31,4 Prozent der drei- bis 17-jährigen Mädchen beträgt die Dauer der sportlichen Aktivität mehr als drei Stunden in der Woche. Die Jungen hingegen kommen bei gleicher Dauer der sportlichen Aktivität auf 45 Prozent (Robert Koch-Institut, 2018a).

Außerdem ist zu erkennen, dass 36,5 Prozent der Jungen zwischen drei und zehn Jahren und 38,1 Prozent der Mädchen zwischen drei und zehn Jahren in keinem Verein sportlich aktiv sind (Manz et al., 2014).

Auch der sozioökonomische Status spielt bei der Bewegung von Kindern und Jugendlichen eine wichtige Rolle. Demnach sind Kinder und Jugendliche mit einem niedrigen sozioökonomischen Status deutlich weniger sportlich aktiv als Kinder und Jugendliche mit einem mittleren bis hohen sozioökonomischen Status. Die Mädchen und Jungen mit einem niedrigen sozioökonomischen Status sind außerdem deutlich öfter von Übergewicht und Adipositas betroffen als die Mädchen und Jungen mit einem mittleren bis hohen sozioökonomischen Status (Robert Koch-Institut, 2018a).

Abschließend kann gesagt werden, dass nur 22,4 Prozent der Mädchen und 29,4 Prozent der Jungen die Empfehlung der Weltgesundheitsorganisation von 60 Minuten körperlicher Aktivität täglich erfüllen (Robert Koch-Institut, 2018a). Hierbei ist zu erkennen, dass mit steigendem Alter der Jugendlichen die körperliche Aktivität abnimmt. Die Jungen kommen häufiger körperlichen Aktivitäten nach, als die Mädchen und jeder zehnte Jugendliche gibt an, sich nie körperlich zu betätigen (Bergmann, 2008). Es besteht folglich dringender Handlungsbedarf, Jugendlichen körperliche Aktivitäten nahe zu bringen und sie dafür zu begeistern. Vor allem Mädchen im Alter von 14-17 Jahren sind prozentual am wenigsten körperlich aktiv und sollten somit im Fokus liegen45.

1.2 Daten zum Gesundheitsproblem

Basierend auf den oben genannten Bewegungsempfehlungen und auf dem Bewegungsverhalten, wird als nächstes die aktuelle Datenlage zur Bedeutung und zu den Auswirkungen von Kindern und Jugendlichen mit Übergewicht und Adipositas aufgezeigt. Daraufhin werden mögliche Risikofaktoren zu diesem Gesundheitsproblem dargestellt und anhand dieser Erkenntnisse Handlungsnotwendigkeiten abgeleitet.

Weltweit wächst die Anzahl von adipösen und übergewichtigen Menschen stetig und somit steigt auch die Handlungsnotwendigkeit. Laut der Weltgesundheitsorganisation hat sich die Zahl der adipösen Menschen seit 1980 fast verdoppelt. Die Weltgesundheitsorganisation spricht hier von einer „eskalierenden globalen Epidemie von Übergewicht und Adipositas" (World Health Organization).

Die Bedeutung von Übergewicht und Adipositas im Kindes- und Jugendalter muss zunächst definiert werden, um die aktuelle Datenlage verständlich darzulegen. Definiert wird dies durch die Perzentilkurven für den BMI bei Jungen und Mädchen im Alter von sechs bis 18 Jahren (Neuhauser, Schienkiewitz, Schaffrath Rosario, Dortschy & Kurth, 2013) in den unten folgenden Abbildungen.

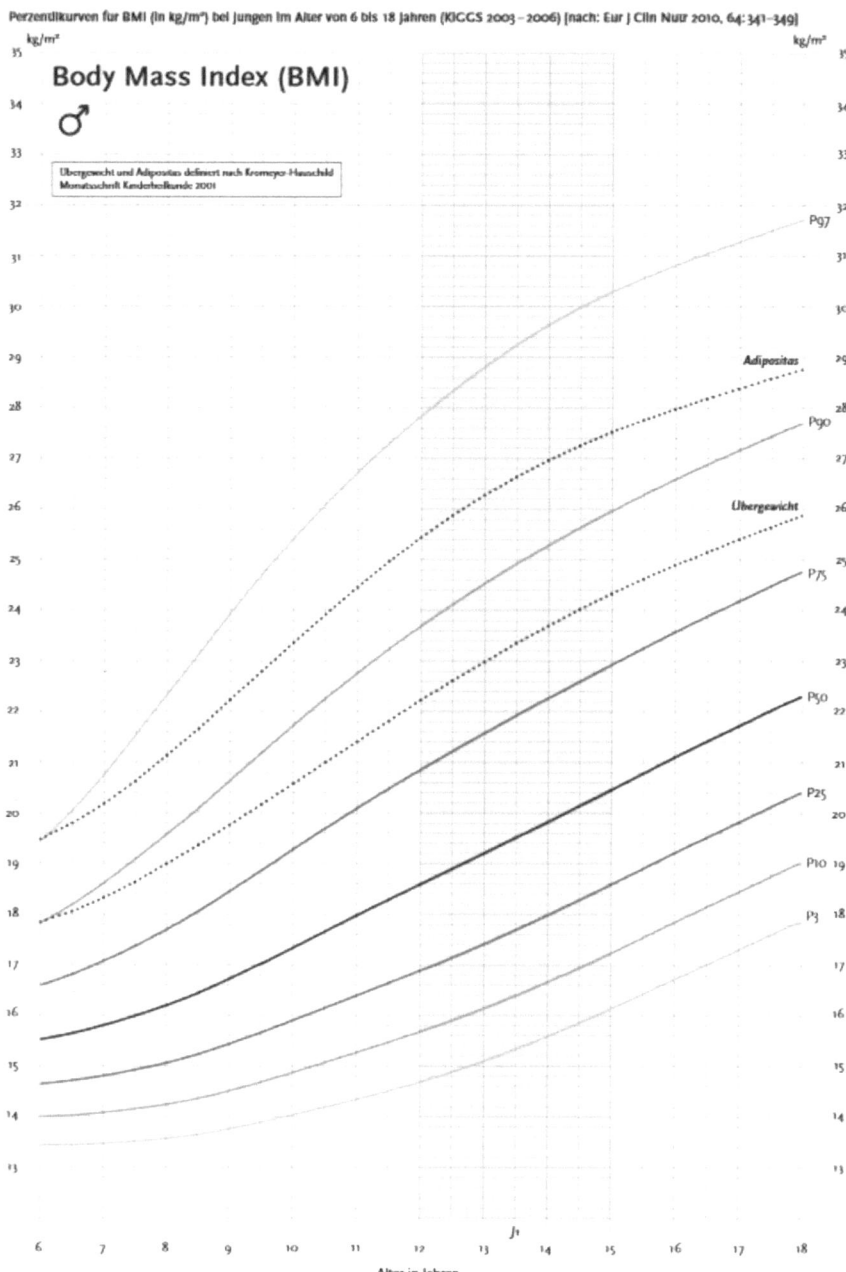

Abb. 1: Perzentilkurven für den BMI von Jungen im Alter von 6-18 Jahren (Neuhauser et al., 2013)

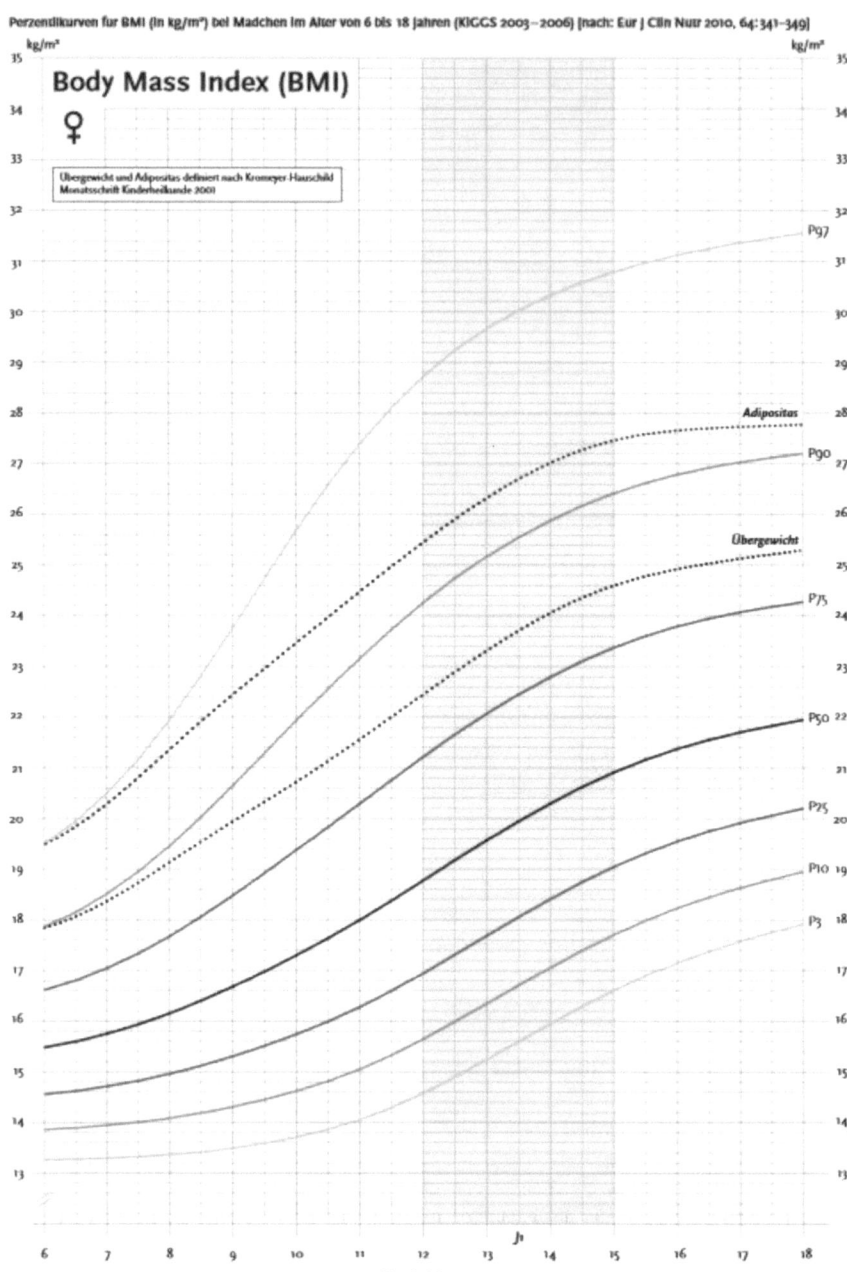

Abb. 2: Perzentilkurven für den BMI von Mädchen im Alter von 6-18 Jahren (Neuhauser et al., 2013)

Anhand der Ergebnisse von KiGGS Welle zwei ist zu erkennen, dass insgesamt 15,3 Prozent der Mädchen und 15,6 Prozent der Jungen, im Alter von drei bis 17 Jahren, übergewichtig sind. Von diesen sind allein 5,9 Prozent der Mädchen und Jungen adipös. Zu erkennen ist außerdem, dass in beiden Geschlechtergruppen vor allem die elf -13-jährigen Kinder vom Übergewicht beziehungsweise von Adipositas betroffen sind.

Wenn man den sozioökonomischen Status der übergewichtigen und adipösen Kinder und Jugendlichen genauer betrachtet, ist auch da ein Zusammenhang zu erkennen. In der niedrigen sozioökonomischen Schicht sind deutlich mehr Jungen und Mädchen von Übergewicht und Adipositas betroffen als in den mittel und höher sozioökonomischen Schichten. Während Kinder und Jugendliche mit einem hohen sozioökonomischen Status zwischen 6,5 bis 8,9 Prozent mit Übergewicht betroffen sind, sind Kinder und Jugendliche mit einem niedrigen sozioökonomischen Status mit dem drei- beziehungsweise vierfachen betroffen (Robert Koch-Institut, 2018b).

Als möglicher Risikofaktor für Übergewicht und Adipositas bei Kindern und Jugendlichen kann laut KiGGS das elterliche Übergewicht, sowie das Rauchen der Mutter während der Schwangerschaft verantwortlich gemacht werden (Robert Koch-Institut, Bundeszentrale für gesundheitliche Aufklärung, 2008). Eine Studie untersuchte den Zusammenhang zwischen dem Rauchen der Mutter während der Schwangerschaft und Adipositas und Übergewicht des Kindes. Während die Studienergebnisse bei Kindern, deren Mutter während der Schwangerschaft nicht geraucht haben, 8,1 Prozent bei der Prävalenz von Übergewicht und 2,2 Prozent bei der Prävalenz von Adipositas angaben, lagen die Ergebnisse mit dem Rauchen der Mutter in der Schwangerschaft deutlich darüber. Bei den Kindern, deren Mütter in der Schwangerschaft mehr als 10 Zigaretten am Tag geraucht haben, zeigte die Prävalenz von Übergewicht mehr als doppelt so viel Prozent und bei der Prävalenz von Adipositas sogar fast ein vierfach so hohes Risiko an (Kries, Toschke, Koletzko & Slikker, 2002).

Vor allem bei dem Übergewicht der Eltern, also einem BMI über 25, ist das Risiko für die Kinder von Adipositas und Übergewicht betroffen zu sein, deutlich erhöht. Ist einer der beiden Elternteile übergewichtig, beträgt der Risikofaktor hierbei 2,9. Bei Kindern mit zwei übergewichtigen Elternteilen ist das Risiko über sieben Mal so hoch, an Adipositas oder Übergewicht zu erkranken, als bei Kindern, deren Eltern beide nicht übergewichtig sind (Robert Koch-Institut, Bundeszentrale für gesundheitliche Aufklärung, 2008).

Außerdem lassen sich aus den Schultypen Zusammenhänge und somit mögliche Risiko-faktoren für Übergewicht und Adipositas im Kindes- und Jugendalter aufzeigen. Bei-spielsweise beträgt die Häufigkeit von Übergewicht (einschließlich Adipositas) in den Gesamt-, Förder-, Sonder- und Hauptschule zwischen 21 und 23 Prozent. Im Gymnasium hingegen beträgt die Häufigkeit bei 13,4 Prozent (Robert Koch-Institut, Bundeszentrale für gesundheitliche Aufklärung, 2008).

Auch die steigende Nutzungsdauer der Medien sind ein Risikofaktor für Kinder und Ju-gendlichen, von Übergewicht oder Adipositas betroffen zu sein. Während für Kinder mit einem niedrigen Medienkonsum die Häufigkeit von Übergewicht (einschließlich Adipo-sitas) bei 4,3 Prozent liegt, sind Kinder mit einem hohen Medienkonsum mehr als doppelt so häufig von Übergewicht und Adipositas betroffen. Der Risikofaktor liegt bei hohem Medienkonsum im Vergleich zu einem niedrigen Medienkonsum bei 2,2, also mehr als dem doppelten Risiko, Adipositas oder Übergewicht zu bekommen (Robert Koch-Insti-tut, Bundeszentrale für gesundheitliche Aufklärung, 2008).

Die Auswirkungen, die dieses Gesundheitsproblem mit sich trägt, sind fatal. Folgeerkran-kungen von Adipositas können Diabetes mellitus, Artherosklerose, erhöhte Blutfettwerte oder eine Fettleber sein (Universität(s)medizin Leipzig, o.J.).

Die Gesamtkosten von Adipositas für das deutsche Gesundheitssystem lagen im Jahr 2003 bei mindestens 13 Milliarden Euro. Orientiert an den Trendrechnungen der Weltge-sundheitsorganisation für die Entwicklung der Adipositas in Europa, die einen moderaten Zuwachs bis 2020 erwartet (World Health Organization, 2003), ist ein Anstieg der Ge-samtausgaben für Adipositas von mindestens 25,7 Milliarden Euro in Deutschland zu er-warten (Knoll & Hauner).

Aus der gegenwärtigen Datenlage lässt sich erschließen, dass Handlungsnotwendigkeiten getroffen werden müssen. Ein Gesundheitssportkonzept für Kinder und Jugendliche ist essentiell erforderlich, um die stetig steigenden Zahlen von Adipositas und Übergewicht zu stoppen. Da die Eltern einen hohen Einflussfaktor auf die Kinder und Jugendlichen haben, ist es wichtig, dass den Eltern bewusst und deutlich gemacht wird, welche Folgen dieses Verhalten mit sich bringt.

2 Wirksamkeit körperlicher Aktivität

Im weiteren Verlauf werden zwei wissenschaftliche Studien mit dem Thema „Wirksamkeit der körperlichen Aktivität im Bezug auf Kinder und Jugendliche mit Übergewicht und Adipositas" in Form einer Tabelle dargestellt. Dabei sollen die Studien das oben genannte Thema belegen.

Tab. 1: Studie eins zur Wirksamkeit körperlicher Aktivität auf Kinder und Jugendliche mit Übergewicht und Adipositas (eigene Darstellung)

Literaturquelle	Alves, J. G. B., Galé, C. R., Souza, E. & Batty, G. D. (2008). Efeito do exercício físico sobre peso corporal em crianças com excesso de peso: ensaio clínico comunitário randomizado em uma favela no Brasil. *Cadernos de saude publica* [Effect of physical exercise on bodyweight in overweight children: a randomized controlled trial in a Brazilian slum], *24 Suppl 2*, S353-9. https://doi.org/10.1590/s0102-311x2008001400020
Hintergrund und Fragestellung	Wegen der Zunahme von Übergewicht und Adipositas in den Entwicklungsländern, gibt es Handlungsbedarf. Untersucht wird die Wirkung einer Übungsintervention bei übergewichtigen Kindern in einem Slum in Brasilien.
Methodik	Es wurden 78 Kinder randomisiert. Die eine Hälfte der Kinder waren in der Interventionsgruppe, die andere Hälfte in der Kontrollgruppe. Die Intervention wurde über 6 Monate durchgeführt. Dabei wurden jede Woche 3 50`-Gruppen-Aerobic-Sitzungen durchgeführt.
Ergebnisse	Auf der Grundlage von Intention-to-treat-Analysen[1] wiesen die Kinder in beiden Gruppen bei der Nachuntersuchung eine signifikante Gewichtszunahme auf (p-Wert für die Zunahme innerhalb der Gruppe < oder = 0,01). Die Gewichtszunahme war in der Übungs-

---

[1] Die Intention-to-treat-Analyse ist ein wichtiges Prinzip bei der Auswertung einer randomisierten klinischen Studie. Dieses Prinzip besagt, dass (a) alle in die Studie eingeschlossenen und randomisierten Patienten in die Analyse eingehen müssen, und zwar (b) in der Gruppe, zu welcher sie randomisiert wurden, unabhängig davon, was nach der Randomisation mit ihnen geschieht (Horten-Zentrum für praxisorientierte Forschung und Wissenstransfer (o.J.)).

	gruppe signifikant geringer (mittlerer Unterschied zwischen den Gruppen; -1,37; 95%CI: -2,00; -0,74). Ein signifikanter Unterschied (p = 0,049) zwischen der Übungs- und der Kontrollgruppe wurde auch für den BMI nach sechs Monaten gefunden (mittlerer Unterschied zwischen den Gruppen; -0,53; 95%CI: -1,06; -0,002).
Diskussion und Schlussfolgerung	Wenn die Analysen auf die Kinder, die die Studie abgeschlossen haben (30 in der Interventionsgruppe, 38 in der Kontrollgruppe) eingeschränkt werden, waren die Ergebnisse dieselben. Ein 6-monatiges Bewegungsprogramm für Kinder war wirksam, um die Gewichtszunahme bei Kindern, die in einer sehr armen Gegend wohnen, zu reduzieren.

Tab. 2: Studie zwei zur Wirksamkeit körperlicher Aktivität auf Kinder und Jugendliche mit Übergewicht und Adipositas (eigene Darstellung)

Literaturquelle	OWENS, S., GUTIN, B., ALLISON, J., RIGGS, S., FERGUSON, M., LITAKER, M. et al. (1998). *Effect of physical training on total and visceral fat in obese children.* Zugriff am 16.02.2020. Verfügbar unter https://journals.lww.com/acsm-msse/Fulltext/1999/01000/Effect_of_physical_training_on_total_and_visceral.22.aspx
Hintergrund und Fragestellung	Viele Kinder und Jugendliche sind betroffen von Adipositas und Übergewicht. Welche Auswirkungen hat das körperliche Training auf das Gesamt- und viszerale Fett von adipösen Kindern?
Methodik	Anhand einer Stichprobe wurden 74 adipöse Kinder im Alter von 7-11 Jahren als Probanden gefunden und zufällig den Kontrollgruppe oder Körpertrainingsgruppe zugeteilt. Es wurden vor und nach vier Monaten der Intervention Messungen der Gesamtkörperfettmasse, des viszeralen Fettgewebes, des Körperfettanteil in Prozent, sowie die tägliche körperliche Aktivität und der kardiovaskulären Fitness durchgeführt. Das Training befasste 5 Trainingseinheiten, je 40 Minuten, pro Woche. Dabei wurde mit einer mittleren Herzfrequenz von 157 Schlägen pro Minute und einem Energieaufwand von 925 +- 201 kj trainiert.
Ergebnisse	Im Vergleich zur Kontrollgruppe nahm die körperliche Trainingsgruppe in %BF (Δ = -2,2%) ($P < 0,01$), TFM (Δ = -3,1%) ($P < 0,01$) und subkutanem Bauchfettgewebe (Δ = -16,1%) ($P < 0,05$) signifikant ab und nahm in fettfreier Masse (Δ = +6,1%) ($P < 0,05$) und mäßiger bis sehr harter körperlicher Aktivität (Δ = +14,1%) ($P < 0,05$) signifikant zu. Der

	Anstieg des viszeralen Fettgewebes war in der Gruppe für körperliches Training (Δ = +0,5%) signifikant geringer als in der Kontrollgruppe (Δ = +8,1%) ($P < 0,05$).
Diskussion und Schlussfolgerung	Die Studie zeigt, dass die adipösen Kinder in der Lage waren ein 4-monatiges, hochintensives körperliches Training zu absolvieren. Außerdem wurden vorteilhafte Veränderungen in der Gesamt- und regionalen Körperzusammensetzung der Kinder erzielt. Auch sammelten die adipösen Kinder deutlich weniger viszerales Fettgewebe an als die Kontrollgruppe ohne Training.

3 Zielgruppe

Im Folgenden wird die Zielgruppe für das Gesundheitssportkonzept definiert. Dabei liegt der Fokus auf den Gesundheitsrisiken und Kontraindikatoren sowie auf dem bisherigen und aktuellen Bewegungsverhalten.

Tab. 3: Definition der Zielgruppe (eigene Darstellung)

Zielgruppenmerkmale	Beschreibung
Alter	• Mädchen im Alter zwischen 14 und 17 Jahren, da diese sich deutlich weniger bewegen als Mädchen unter 14 Jahren (Bergmann, 2008)
Geschlecht	• Gesundheitssportkonzept nur für Mädchen, da diese Gruppe eine geringere körperliche Aktivität aufzeigt als Jungen im selben Alter (Bergmann, 2008)
Allgemeiner Gesundheitszustand	• Die Jugendlichen sind anhand der Perzentile übergewichtig oder adipös und neigen daher zu einem hohen Risiko für Folgeerkrankungen
Für die Zielgruppe relevante Gesundheitsrisiken/-belastungen	• Bluthochdruck • Diabetes Mellitus • Fettstoffwechselstörungen
bisheriges Bewegungsverhalten	• Die Jugendlichen waren noch nie oder vor langer Zeit sportlich aktiv in einem Verein
Aktuelles Bewegungsverhalten	• Die Jugendlichen sind in keinem Verein sportlich aktiv und sind in ihrer Freizeit kaum bis gar nicht körperlich aktiv
Kontraindikation die eine Teilnahme am Gesundheitssportkonzept ausschließen	• Frische Operationen, die maximal 6 Wochen alt sind • Akute Erkrankungen (grippaler Infekt, Fieber)

4 Ziele und Inhalte

Zuletzt werden die Kern- und Teilziele und erste Schulungsinhalte des Gesundheitssportkonzeptes für die Jugendlichen Mädchen mit Adipositas tabellarisch dargestellt.

Tab. 4: Ziele und Inhalte eines Gesundheitssportkonzepts für Kinder und Jugendliche mit Übergewicht und Adipositas (eigene Darstellung)

Gesamtziel		
Langfristige Bindung an sportliche Aktivitäten		
Zieldimension Gesundheitswirkungen		
Kernziel	Teilziel	Inhalt
1. Stärkung physischer Gesundheitsressourcen	1) Aufbau der Ausdauerleistungsfähigkeit 2) Aufbau von Beweglichkeit und Koordination	1) Ausdauertraining als Hauptinhalt in der Kurseinheit, außerdem werden dem Kursteilnehmer Bewegungen im Alltag aufgezeigt, zum Beispiel Treppen steigen oder auf dem Nachhauseweg von der Schule eine Bushaltestelle früher aussteigen 2) Aktivierung des Herz-Kreislauf-Systems und Koordination sowie Gleichgewichtsübungen in der Erwärmung der Kurseinheit
2. Verminderung von Risikofaktoren	1) Verständnis für Folgeerkrankungen verdeutlichen 2) Verminderung von Risikofaktoren im kardiologischen und metabolischen Bereich	1) Theoretische Aufklärung von Folgeerkranken durch Erfahrungsberichte von Personen, die jetzt Vorbilder für die Jugendlichen sind 2) Ausdauer- und Krafttrainingseinheiten, außerdem wird den Jugendlichen ein Trainingsplan an die Hand gegeben, um auch zu Hause trainieren zu können
3. Stärkung psychosozialer Gesundheitsressourcen	1) Stimmungsmanagement zur Verbesserung des Wohlbefindens 2) Förderung und Erfahrung von sozialen Ressourcen, um sich im Gruppenrahmen wohl zu fühlen, aber auch um mehr Sicherheit im Umgang mit anderen zu bekommen	1) Gemeinsame Konzeptentwicklung mit den Teilnehmern zur Stimmungssteigerung 2) Zu Beginn des Kursangebotes werden kleine Kennlernspiele durchgeführt, dadurch, dass die Kursteilnehmer ähnliche Probleme aufweisen, werden sich die Teilnehmer schneller wohl fühlen und Sicherheit aufbauen

4. Bewältigung von Be- schwerden und Missempfin- den	1) Stressbewältigung 2) Vorbeugung von Be- schwerden	1) Entspannungsübungen zum Beispiel eine Traum- reise, Yogaübungen, An- und Entspannungsübungen 2) Körperwahrnehmung ver- bessern durch Schulungen

Zieldimension Verhaltenswirkungen

Kernziel	Teilziele	Inhalte
5. Aufbau von Bindung an gesundheitssportliche Aktivi- tät	1) Spaß am Sport vermitteln 2) Dauerhafte Integration von Ausdaueraktivitäten in den Alltag	1) Durch verschiedene Be- wegungsspiele (kleine Wett- kämpfe zwischen zwei gro- ßen Gruppen) wird für die Ju- gendlichen Sport mit Spaß in Verbindung gesetzt und der Sport auch mit Gemeinschaft in Verbindung gebracht 2) Verpflichtungen schaffen wie Trainingsgruppen, die während des Kurses geplant werden und nach dem Kursangebot umgesetzt wer- den (zum Beispiel können sich danach die Teilnehmer weiterhin zum Volleyball spielen oder Fußball spielen treffen und verknüpfen den Sport mit sozialen Kontakten)

Zieldimension Verhältniswirkungen

Kernziel	Teilziele	Inhalte
6. Verbesserung der Bewe- gungsverhältnisse	1) Bereitstellung eines Set- tings zur Ausübung von kör- perlichen Aktivitäten 2) Gesundheitsförderliches Verhältnis ermöglichen	1) Räumlichkeiten zum Wohl- befinden der Teilnehmer schaffen, ausgebildete Kurs- leiter, eine Sporthalle mit Kleingeräten und einem Se- minarraum für die Theorie- phasen der Kurseinheit 2) Wissensvermittlung an die Teilnehmer in den letzten beiden Kurseinheiten, wie das Training fortgesetzt wer- den kann

5 Literaturverzeichnis

Bergmann, E. (2008). *Lebensphasenspezifische Gesundheit von Kindern und Jugendlichen in Deutschland. Bericht für den Sachverständigenrat zur Begutachtung der Entwicklung im Gesundheitswesen* (Beiträge zur Gesundheitsberichterstattung des Bundes). Berlin: Robert Koch-Inst.

Bouchard, C., Blair, S. N. & Haskell, W. L. (Eds.). (2012). *Physical activity and health* (2. ed.). Champaign, Ill.: Human Kinetics.

Hollmann, W. & Strüder, H. K. (2009). *Sportmedizin. Grundlagen für körperliche Aktivität, Training und Präventivmedizin* (5., völlig neu bearbeitete und erweiterte Auflage). Stuttgart: Schattauer.

Horten-Zentrum für praxisorientierte Forschung und Wissenstransfer. (o.J.). *Glossar Definition. Intention-to-treat-Analyse (ITT)*. Zugriff am 17.02.2020. Verfügbar unter http://www.evimed.ch/glossar/definition/intention-to-treat-analyse/

Knoll, H.-P. & Hauner, H. (2008). Kosten der Adipositas in der Bundesrepublik Deutschland. Eine aktuelle Krankheitskostenstudie Adipositas 2008 (Vol. 2), 204-210.

Kries, R. von, Toschke, A. M., Koletzko, B. & Slikker, W. (2002). Maternal smoking during pregnancy and childhood obesity. *American Journal of Epidemiology, 156*(10), 954–961. https://doi.org/10.1093/aje/kwf128

Manz, K., Schlack, R., Poethko-Müller, C., Mensink, G., Finger, J. & Lampert, T. (2014). Körperlich-sportliche Aktivität und Nutzung elektronischer Medien im Kindes- und Jugendalter : Ergebnisse der KiGGS-Studie - Erste Folgebefragung (KiGGS Welle 1). *Bundesgesundheitsblatt, Gesundheitsforschung, Gesundheitsschutz* [Physical activity and electronic media use in children and adolescents: results of the KiGGS study: first follow-up (KiGGS wave 1)], *57*(7), 840–848. https://doi.org/10.1007/s00103-014-1986-4

Neuhauser, H., Schienkiewitz, A., Schaffrath Rosario, A., Dortschy, R. & Kurth, B.-M. (Robert Koch-Institut, Hrsg.). (2013). *Beiträge zu Gesundheitsberichterstattung des Bundes. Referenzperzentile für anthropometrische Maßzahlen und Blutdruck aus der Studie zur Gesundheit von Kindern und Jugendlichen in Deutschland (KiGGS)* (2. erweiterte Auflage). Zugriff am 19.02.2020. Verfügbar unter https://www.rki.de/DE/Content/Gesundheitsmonitoring/Gesundheitsberichterstattung/GBEDownloadsB/KiGGS_Referenzperzentile.pdf?__blob=publicationFile

Pfeifer, K., Banzer, W., Ferrari, N., Füzéki, E., Geidl, W., Graf, C. et al. (Alfred Rütten & Klaus Pfeifer, Hrsg.). (2016). *Nationale Empfehlungen für Bewegung und Bewegungsförderung*. Zugriff am 06.02.2020. Verfügbar unter https://www.bundesgesundheitsministerium.de/fileadmin/Dateien/3_Downloads/B/Bewegung/Nationale-Empfehlungen-fuer-Bewegung-und-Bewegungsfoerderung-2016.pdf

Robert Koch-Institut. (2018a). *Sport- und Ernährungsverhalten bei Kindern und Jugendlichen in Deutschland – Querschnittergebnisse aus KiGGS Welle 2 und Trends*. https://doi.org/10.17886/RKI-GBE-2018-065

Robert Koch-Institut. (2018b). *Übergewicht und Adipositas im Kindes- und Jugendalter in Deutsch-land – Querschnittergebnisse aus KiGGS Welle 2 und Trends*. Zugriff am 19.02.2020. Verfügbar unter https://www.rki.de/DE/Content/Gesundheitsmonitoring/Gesundheitsberichterstattung/GBEDownloadsJ/FactSheets/JoHM_01_2018_Adipositas_KiGGS-Welle2.pdf;jsessionid=7FEB4E21DA8516614CDB46DE4E7A79C7.1_cid290?__blob=publicationFile

Robert Koch-Institut, Bundeszentrale für gesundheitliche Aufklärung (Robert Koch-Institut, Hrsg.). (2008). *Erkennen – Bewerten – Handeln: Zur Gesundheit von Kindern und Jugendlichen in Deutschland*.

Universität(s)medizin Leipzig. (o.J.). *Folgeerkrankungen | IFB AdipositasErkrankungen*. Zugriff am 19.02.2020. Verfügbar unter https://www.ifb-adipositas.de/adipositas/folgeerkrankungen

World Health Organization.. *WHO | Controlling the global obesity epidemic,* World Health Organization. Zugriff am 18.02.2020. Verfügbar unter https://www.who.int/nutrition/topics/obesity/en/

World Health Organization. (2003). *Diet, nutrition, and the prevention of chronic diseases. Report of a Joint WHO/FAO expert consultation [Geneva, 28 January - 1 February 2002]* (WHO technical report series, Bd. 916). Geneva: World Health Organization.

World Health Organization. (2010). *Global recommendations on physical activity for health*. Geneva, Switzerland: World Health Organization.

6   Abbildungs- und Tabellenverzeichnis

6.1   Abbildungsüberschrift

6.2   Tabellenverzeichnis